AF337012

DOSAGE

DE L'URÉE

APPLIQUÉ AUX

RECHERCHES CLINIQUES

(PROCÉDÉ P. REGNARD)

***

EN VENTE :

Chez L. GUILLAUME

6, PASSAGE DU COMMERCE, 6.

53, rue Saint-André-des-Arts, 50.

DOSAGE DE L'URÉE

APPLIQUÉ AUX RECHERCHES CLINIQUES

La chimie analytique est riche en procédés destinés au dosage de l'urée; mais la plupart exigent des manipulations délicates et des instruments compliqués qui ne leur ont jamais permis de sortir des laboratoires et d'être appliqués aux recherches courantes de la médecine.

Il suffit en effet qu'une méthode nécessite l'emploi de la balance de précision ou des liqueurs titrées, pour que son emploi devienne extrêmement difficile dans une salle d'hôpital, et absolument impossible dans la pratique de la ville.

Aussi les procédés de Lecanu, de Heintz, de Bunsen, de Liebig, de Millon, de Gréhant, de Boymont, de Hetet et de Leconte, procédés d'une exactitude rigoureuse, mais d'une grande complication, sont-ils restés dans le domaine de la chimie pure.

Un semblable reproche ne saurait être fait aux méthodes de M. Bouchard, de M. Yvon, de M. Esbach, qui sont simples en même temps qu'assez précises. Notre procédé s'en rapproche beaucoup: il est arrivé après elles (juin 1873), et son seul mérite serait de rendre plus rapides les manipulations, et de supprimer les causes d'erreur qui peuvent tenir au manque d'habitude de l'opérateur.

Principe du procédé. — De même que l'hypochlorite de soude (Lecomte), l'hypobromite de soude a la propriété de décomposer l'urée en acide carbonique et azote. Il semble même qu'il la possède au maximum, puisqu'il produit complètement et à froid cette décomposition (Yvon). Il faut une quantité relativement faible de liquide pour agir sur une certaine quantité d'urine. On comprend de suite combien cela est précieux, puisque nous pouvons dès lors employer des appareils d'un petit volume et éviter de chauffer.

Mais l'acide carbonique est un gaz soluble dans l'eau ; aussi devient-il absolument nécessaire de s'en débarrasser quand on veut ne pas se servir d'une cuve à mercure. C'est pourquoi la solution d'hypobromite de soude devra contenir un grand excès de soude, qui saturera l'acide carbonique aussitôt que formé, ou pour mieux dire qui empêchera ce gaz de se former ; de telle sorte que l'urée sera décomposée directement en carbonate de soude, et en azote qui se dégagera seul.

Or, un volume donné d'azote correspond à un poids connu d'urée : il suffira donc de mesurer, dans une éprouvette graduée, le gaz dégagé pour savoir ce que le liquide essayé contenait d'urée.

On sait, d'autre part, que le mélange de deux

gaz se fait sans contraction et sans dilatation, en d'autres termes que le mélange d'un litre d'oxygène et d'un litre d'azote donne définitivement deux litres. Donc, rien ne nous empêchera de produire notre réaction dans un espace rempli d'air, mais hermétiquement clos, et de mesurer simplement la quantité dont cet espace aura augmenté par suite du dégagement de l'azote. On verra plus loin comment nous arrivons à ce résultat.

Préparation de l'hypobromite. — Rien n'est plus simple que de préparer le réactif nécessaire aux opérations : dans 140 centimètres cubes d'eau, on verse d'abord 60 centimètres cubes de lessive de soude du commerce, puis, en agitant, 7 centimètres cubes de brôme. On obtient un liquide jaune contenant un grand excès de soude et un mélange variable d'hypobromite, de bromure et de bromate de sodium. On verse le réactif dans un flacon fermé à l'émeri : il s'y conserve un ou deux mois.

Nous avons un peu modifié la formule donnée par M. Yvon, de manière à employer une moins grande quantité de liquide.

Description de l'appareil. — Soit un tube en *U* présentant à sa partie moyenne une courbure *A* à concavité inférieure. — De chaque côté de cette courbure se trouve une boule soufflée;

dans la boule *B*, on introduit par la branche *I* envi-
ron 7 centimètres cubes de la solution d'hypobromite. — Dans la boule *C* on introduit, au moyen
d'une pipette graduée, *deux* centimètres cubes de
l'urine à essayer. — On voit de suite que la courbure médiane a pour but d'empêcher le mélange
des deux liquides.

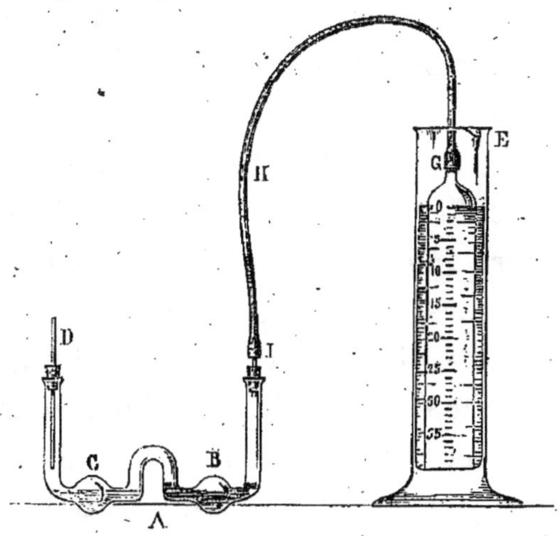

.D'un autre côté, on a une éprouvette *E* remplie
d'eau, dans laquelle plonge une cloche graduée *G.*
Cette cloche est terminée en haut par une ouver-
ture à laquelle aboutit un tube de caoutchouc, dont
l'autre extrémité s'adapte au bouchon de la branche *I*.

On verse dans l'éprouvette assez d'eau pour
qu'elle affleure au *O°* de la cloche. Cela, d'ailleurs,
se fait une fois pour toutes, car, après chaque expérience, la cloche s'enfonce, et le liquide revient
de lui-même au *O°*. L'urine et l'hypobromite étant

introduits, on ferme par des bouchons de caoutchouc le tube en U, qui se trouve ainsi communiquer avec le sommet de la cloche graduée.

Mais les bouchons, en s'enfonçant dans le tube, compriment l'air, le refoulent dans la cloche, et par conséquent déplacent le point d'affleurement du liquide. On le ramène facilement au O^o, en retirant autant qu'il le faut la petite tige de verre qui passe à frottement à travers le bouchon de la branche D.

Cela fait, et l'appareil étant parfaitement clos, on élève la branche IB, de façon à faire franchir la courbure médiane par l'hypobromite, qui se trouve dès lors en rapport avec l'urine. Il se produit une vive effervescence, et le liquide baisse dans la cloche G. On active la réaction en agitant, et on reconnaît qu'elle est terminée et complète à ce fait qu'il ne se dégage plus de bulles, et que l'urine a gardé la teinte jaune de l'hypobromite. Si l'urine était blanche après la réaction, c'est qu'on aurait mis trop peu de réactif, et l'opération serait à recommencer.

Pour effectuer la lecture, il suffit de retirer la cloche G, juste assez pour faire coïncider les deux niveaux du liquide. Le nombre que l'on lit représente la quantité d'azote produit.

En effet, l'azote s'est dégagé dans un milieu rempli d'air, mais clos de toutes parts. Un seul point était variable : le niveau d'affleurement du liquide. Avant l'expérience, ce niveau était à O^o centimètre cube, il arrive, je suppose, à être finalement à 15 centimètres cubes. Donc, il s'est dégagé 15 centimètres cubes d'azote, puisque le mélange de deux gaz se fait sans changement de volume. En somme, l'azote n'est pas recueilli, mais simplement mesuré dans la cloche graduée.

Tables. — L'azote étant connu, reste à savoir à combien d'urée il correspond. Or, il résulte de la composition même de l'urée, qu'à 0° et à la pression de 760^{mm}, 1 centimètre cube d'azote représente 2^{mgr},683 d'urée; à 15° (tempér. moyenne des salles d'hôpitaux), 1 centimètre cube d'azote représentera 2^{mgr}, 562. Il suffira de multiplier ce nombre par le nombre de divisions marqué sur la cloche, pour avoir la quantité d'urée contenue dans les 2 centimètres cubes d'urine essayés. Pour avoir la quantité d'urée par litre, il faudra multiplier le résultat par 500, puisqu'il y a 500 fois 2 centimètres cubes dans 1 litre.

Il est du reste bien plus simple de faire d'avance une table contenant les multiples de 2^{mgr}, 562 par chaque chiffre de la cloche, le tout d'ailleurs multiplié par 500. On a ainsi en regard de chaque division le nombre correspondant de grammes d'urée contenus dans un litre. Dès lors il n'y a plus à faire de calculs, mais une simple lecture. (Voir plus loin ces tables.)

Durée de l'opération. — Le dosage complet dure à peine 2 minutes. — Dans le procédé de

Leconte, il en faut au moins 20. Par les anciens procédés (balance, liqueurs titrées), il fallait quelquefois près d'une heure. M. Coste (thèse de Paris, 1873) a fait des recherches sur la durée de chaque procédé. Je lui emprunte ses conclusions :

« Ce qui distingue ces méthodes, c'est la rapidité de l'action : 2 minutes suffisent dans le procédé de M. Regnard ; il en faut 4 dans celui de M. Esbach. »

Il est donc aujourd'hui deux ou trois fois plus rapide de doser l'urée que de prendre une température.

Causes d'erreur. — Dans une séance de la Société de biologie (21 juin 1873), M. Bouchard a fait observer que l'acide carbonique pouvait, dans certains cas, se dégager et devenir une cause d'erreur. Il est facile de parer à cet inconvénient, si on le craint : On n'a qu'à mettre dans l'éprouvette E une solution de potasse au lieu d'eau pure. — D'ailleurs on peut, avec notre appareil, employer le réactif de Millon (nitrite de mercure), qui dégage l'acide carbonique et l'azote. — Dans ce cas on mettrait dans l'éprouvette E de la glycérine qui n'absorberait pas l'acide carbonique. Nos tables pourraient servir, à la condition de diviser par 2 les résultats trouvés.

L'erreur causée par la température se corrige facilement par le calcul, mais on trouvera plus loin des tables de 5 en 5 degrés, où la correction est faite d'avance.

Enfin, on a pensé que l'hypobromite décomposait l'acide urique, la créatine, la créatinine. Cela est vrai, mais son action sur ces substances ne commence qu'après un long contact. Or, le dosage ne dure que deux minutes; donc, il n'y a pas à craindre d'erreur de ce côté (Esbach).

Les variations de la pression ne donnent que des erreurs de milligrammes, négligeables en clinique.

Conclusion. — En résumé, toute l'opération consiste à mettre 2 centimètres cubes d'urine dans l'une des boules, un excès d'hypobromite de soude dans l'autre, à fermer l'appareil, à mélanger les liquides et à lire sur la cloche la quantité de gaz dégagé. On se reporte à la table et on a la quantité d'urée par litre.

L'instrument est d'un prix insignifiant : il est assez exact, car, sur 25 grammes d'urée, il ne donne pas des variations de plus de 6 à 8 centigrammes.

Il est d'une grande propreté; avec un peu d'habitude, on peut ne pas même se mouiller les doigts en opérant. Le procédé est très-rapide, d'une simplicité très-grande; avec les tables de correction, il ne nécessite aucun calcul; enfin, sa précision est toujours suffisante et quelquefois absolue. C'est

par ces qualités qu'il pourra peut-être rendre quel-
que service dans les recherches cliniques.

Usage des tables. — Je suppose que la température de la chambre dans laquelle on opère
soit de 17°, on se reportera à la table n° 3, dont
les chiffres faits pour 15° se rapportent à quelques
milligrammes près à ceux que donneraient de
longs calculs. Si la chaleur du local est de 21°,
on se reportera à la table 4. — On voit que les
tables 1, 2, 4, 5, servent rarement. Dans le principe, je n'avais publié que la table 3 qui est de
beaucoup la plus usuelle.

Table pour la Température de + 5°

Chiffres de la cloche.	Grammes par litre.	Chiffres de la cloche.	Grammes par litre.
1	1,321	21	27,741
2	2,642	22	29,062
3	3,963	23	30,383
4	5,284	24	31,704
5	6,605	25	33,025
6	7,926	26	34,346
7	9,247	27	35,667
8	10,568	28	36,988
9	11,889	29	38,309
10	13,210	30	39,630
11	14,531	31	40,951
12	15,852	32	42,272
13	17,173	33	43,593
14	18,494	34	44,914
15	19,815	35	46,235
16	21,136	36	47,556
17	22,457	37	48,877
18	23,778	38	50,198
19	25,099	39	51,519
20	26,420	40	52,840

Table pour la Température de + 10°

Chiffres de la cloche.	Grammes par litre.	Chiffres de la cloche.	Grammes par litre.
1	1,301	21	27,321
2	2,602	22	28,622
3	3,903	23	29,923
4	5,204	24	31,224
5	6,505	25	32,525
6	7,806	26	33,826
7	9,107	27	35,127
8	10,408	28	36,428
9	11,709	29	37,729
10	13,010	30	39,030
11	14,301	31	40,331
12	15,612	32	41,632
13	16,913	33	42,933
14	18,214	34	44,234
15	19,515	35	45,535
16	20,816	36	46,836
17	22,117	37	48,137
18	23,418	38	49,438
19	24,719	39	50,739
20	26,020	40	51,040

Table pour la Température de + 15°

Chiffres de la cloche.	Grammes par litre.	Chiffres de la cloche.	Grammes par litre.
1	1,281	21	26,901
2	2,562	22	28,182
3	3,843	23	29,463
4	5,124	24	30,744
5	6,405	25	32,025
6	7,686	26	33,306
7	8,967	27	34,587
8	10,248	28	35,868
9	11,529	29	37,149
10	12,810	30	38,430
11	14,091	31	39,711
12	15,372	32	40,992
13	16,653	33	42,273
14	17,934	34	43,554
15	19,215	35	44,835
16	20,496	36	46,116
17	21,777	37	47,397
18	23,058	38	48,678
19	24,339	39	49,959
20	25,620	40	51,240

Table pour la Température de + 20°

Chiffres de la cloche.	Grammes par litre.	Chiffres de la cloche.	Grammes par litre.
1	1,261	21	26,481
2	2,522	22	27,742
3	3,783	23	29,003
4	5,044	24	30,264
5	6,305	25	31,525
6	7,566	26	32,786
7	8,827	27	34,047
8	10,088	28	35,308
9	11,349	29	36,569
10	12,610	30	37,830
11	13,871	31	39,091
12	15,132	32	40,352
13	16,393	33	41,613
14	17,654	34	42,874
15	18,915	35	44,135
16	20,176	36	45,396
17	21,437	37	46,657
18	22,698	38	47,918
19	23,959	39	49,179
20	25,220	40	50,440

Table pour la Température de + 25°

Chiffres de la cloche.	Grammes par litre.	Chiffres de la cloche.	Grammes par litre.
1	1,241	21	26,061
2	2,482	22	27,302
3	3,723	23	28,543
4	4,964	24	29,784
5	6,205	25	31,025
6	7,446	26	32,266
7	8,687	27	33,507
8	9,928	28	34,748
9	11,169	29	35,989
10	12,410	30	37,220
11	13,651	31	38,471
12	14,892	32	39,712
13	16,133	33	40,953
14	17,374	34	42,194
15	18,615	35	43,435
16	19,856	36	44,676
17	21,097	37	45,917
18	22,338	38	47,158
19	23,579	39	48,399
20	24,820	40	49,630

Paris. A. Parent, imprimeur de la Faculté de Médecine, rue Mr-le-Prince, 31.